LE TRAITEMENT

DU

STRABISME DIVERGENT

Anisométropique

PAR

Le Médecin-Capitaine CONSTANTIN URDAREANU

DE L'HOPITAL MILITAIRE « REGINA ELISABETHA », A BUKAREST

CHEVALIER DE LA COURONNE DE ROUMANIE

PARIS

IMPRIMERIE JEAN GAINCHE, 15, RUE DE VERNEUIL

1904

LE TRAITEMENT

DU

STRABISME DIVERGENT

Anisométropique

PAR

Le Médecin-Capitaine CONSTANTIN URDAREANU

DE L'HOPITAL MILITAIRE « REGINA ELISABETHA », A BUKAREST

CHEVALIER DE LA COURONNE DE ROUMANIE

PARIS

IMPRIMERIE JEAN GAINCHE, 15, RUE DE VERNEUIL

—

1904

PRÉFACE

Envoyé par le ministre de la Guerre de Roumanie
pour compléter nos connaissances dans la chirurgie oculaire, nous avons fréquenté journellement le beau service ophtalmologique de l'hôpital Lariboisière, dirigé
par M. Morax.

Nous avons été encouragé par la bienveillance
que M. Morax nous a toujours montrée et nous avons
étudié, sous sa direction, la réfraction, la bactériologie
oculaire, les affections et le traitement des voies
lacrymales. Enfin nous l'avons assisté au cours de ses
opérations.

Sur notre demande, M. Morax a bien voulu nous
donner comme sujet de travail « Le traitement du
strabisme divergent anisométropique », sujet d'actualité,
pour lequel nous n'avons trouvé que peu de rensei-
gnements dans les journaux, les traités et mono-
graphies.

Avant de terminer, nous ne saurions trop remer-
cier M. Morax pour les conseils qu'il nous a donnés.
Il nous a permis de poursuivre nos études ophtalmologiques et nous n'aurions garde de l'oublier. Nous lui

dédions donc ce modeste travail, comme un faible gage de notre respectueuse reconnaissance.

M. Chaillous, assistant d'ophtalmologie à l'hôpital Lariboisière, a bien voulu nous laisser prendre une large initiative dans le service. Nous le prions de vouloir bien agréer l'expression de notre profonde gratitude.

Notre éminent maître, le médecin-colonel Constantin Papillian, chef de l'hôpital militaire « Regina Elisabetha » de Bucharest, n'a cessé de nous prodiguer ses bienveillants conseils.

Grâce à son initiative, nous avons été autorisé à venir perfectionner en France nos études ophtalmologiques.

Nous sommes heureux de lui adresser ici l'expression de notre profonde et respectueuse reconnaissance.

LE STRABISME DIVERGENT
Anisométropique

I

Interprétation du symptôme

On peut, avec M. Parinaud, définir le strabisme (action de loucher) : un vice de développement de l'appareil binoculaire, empêchant la convergence des yeux sur l'objet fixé.

Il se traduit par la déviation des axes oculaires, symptôme qui n'est pas caractéristique de l'affection, car on l'observe aussi dans les paralysies des muscles, dans les déplacements du globe, provoqués par les tumeurs ou les rétractions cicatricielles. Il se développe dans la première enfance. Au début, il peut être périodique, ce qui veut dire que la déviation ne se produit qu'à certains moments, lorsque le sujet regarde de près par exemple. Il peut rester périodique toute la vie. Habituellement il devient permanent après un temps plus ou moins long.

Le strabisme peut être produit par deux ordres de causes : causes cérébrales et causes oculaires.

Les causes cérébrales. — Dans cette catégorie il y a lieu de classer les maladies nerveuses de la première enfance, les vices héréditaires de développement cérébral. Ainsi la syphilis héréditaire est une cause qui empêche le développement de certains centres nerveux, d'où, suivant Fournier et Antonelli, la fréquence du strabisme chez les hérédo-syphilitiques.

Les névropathies ne peuvent pas à elles seules développer le strabisme, elles constituent seulement la prédisposition ; associées à une amétropie, elles deviennent l'origine du strabisme.

Les causes oculaires. — Ces causes, beaucoup plus importantes, comprennent toutes celles qui entravent la vision binoculaire dans l'enfance et elles forment deux groupes : 1° vices de réfraction et 2° lésions, qui altèrent l'acuité visuelle inégalement dans les yeux et empêchent le développement de la convergence soit par l'intermédiaire de l'accommodation, soit par l'intermédiaire du reflexe rétinien de convergence. C'est ce fait que l'on retrouve dans l'explication que Buffon donne du strabisme. Pour ce naturaliste, le strabisme résulte d'un trouble fonctionnel qui réside dans l'inégalité de force des deux yeux : l'œil le plus faible gêne l'autre et, au bout de quelque temps, il ne prend plus part à la vision binoculaire et commence à loucher.

Donders a démontré que certains strabismes sont la conséquence des vices de réfraction, en vertu de la relation qui unit l'accommodation et la convergence.

Pour M. Parinaud l'amétropie n'est pas le facteur principal du strabisme, elle n'en est pas la cause unique, parce que le strabisme convergent peut s'observer aussi avec la myopie. Puis ne louchent pas toutes les personnes hypermétropes, l'intervention d'autres causes accessoires établissant une nouvelle adaptation de la convergence et de l'accommodation. Si cette accommodation ne peut pas se faire, les hypermétropes louchent, et comme elle est le résultat d'un travail cérébral, on comprend que tout ce qui trouble le développement du cerveau dans la première enfance devient une cause de strabisme.

MM. Giraud Teulon, De Græfe, avaient admis la théorie musculaire ainsi que les médecins américains, sous l'impulsion de G. Stevens. M. Duane, de New-York, estime néanmoins que cette théorie a perdu du terrain en Amérique.

Presque tous les ophtalmologistes sont d'accord pour admettre que certains strabismes sont causés par des troubles oculaires, et notamment par des vices de réfraction et l'anisométropie.

L'instinct de la vision binoculaire est un obstacle au développement du strabisme, mais, chez les tout jeunes enfants, il n'est guère développé, d'où la fréquence de l'affection dans le jeune âge. Cet instinct se trouve détruit par une lésion du fond de l'œil ou un vice de réfraction des milieux, en particulier avec inégalité de la vision de deux yeux, une taie de la cornée. Cet œil est exclu de la vision et commence à loucher. Le sujet se sert alors uniquement de l'œil qui est le moins amétrope.

On comprend sous le nom d'*anisométropie*, la différence de réfraction des deux yeux. L'anisométrope peut avoir un œil myope, l'autre hypermétrope ; un œil astigmat, l'autre emmétrope ; un œil myope, l'autre aphak.

Si la différence de réfraction entre les deux yeux est grande, la vision binoculaire ne peut se faire ; un des yeux ne prend pas part à la vision et il devient strabique.

Le strabisme convergent se développe plus facilement que le strabisme divergent et débute entre deux et quatre ans. Le strabisme convergent est plus fréquent chez les personnes hypermétropes; Donders l'a trouvé dans 77 o/o des cas ; l'œil hypermétrope, étant trop court, est obligé de faire des efforts d'accommodation pour ramener sur la rétine l'image qui tend à se former en arrière.

Le strabisme divergent débute dans la première enfance, entre deux et dix ans, et commence par une insuffisance de convergence. Si les précautions optiques ne sont prises à temps, l'insuffisance se transforme en strabisme périodique et le sujet commence à loucher en dehors, surtout pendant le travail (lecture, peinture, etc.).

Le champ d'accommodation et le champ de convergence ont tendance à se déplacer en sens inverse, et le strabisme divergent se développe. Un myope avec OD (1) — 5 d. V = 1 ; OG — 8 d. V = 1 est obligé, pour lire, d'approcher le livre et de converger fortement ; par conséquent, ses muscles droits externes sont forcés. Son punctum proximum et remotum de convergence est rapproché et l'œil droit, moins myope, seul s'habitue à fixer les objets. L'autre œil, plus myope, ne fixe pas les objets et se dévie en dehors en strabisme divergent.

L'application prolongée des yeux myopes à la lecture fait que l'œil le moins bon cesse de converger ; il ne prend pas part à la vision binoculaire et, n'étant plus maintenu par le besoin de voir simple, prend une position divergente. Il y a alors une insuffisance ou strabisme divergent latent qui s'observe au début chez les enfants, et qui devient strabisme divergent chez les adultes. Il faut corriger tous les cas d'insuffisance par l'emploi des verres correcteurs, de manière à égaliser les yeux et à corriger l'astigmatisme s'il existe et une partie de la myopie.

Dans les myopies légères, 3-4 dioptries, il n'y a pas de gêne pour la lecture et le travail de près. Mais quand le travail de près se prolonge, comme pour les élèves à l'école, l'un des yeux étant moins myope ou moins astigmate que l'autre, le sujet se sert d'un œil qui s'accommode suivant la nécessité ; l'autre œil ne converge plus vers les objets regardés et le sujet finit par contracter un strabisme divergent. Chez les myopes existent une amplitude et un parcours de convergence analogues à l'amplitude et au parcours d'accommodation.

Si un myope fort lit sans verres, il doit rapprocher le

(1) Dans nos observations, O D signifie œil droit, O G œil gauche. La lettre *d* signifie dyoptrie.

punctum proximum de la convergence et il peut arriver que, sans aucune diminution de son amplitude de convergence, il produira un rapprochement de tout son parcours de convergence, bien que le remotum de vision binoculaire ne soit plus à l'infini.

Pendant le sommeil les yeux tendent à diverger, à tel point que lorsque, avant l'emploi de la cocaïne, on avait recours pour l'opération au sommeil chloroformique, le strabisme convergent disparaissait complètement pendant l'anesthésie.

Donders et Schweigger ont trouvé 60 myopes sur 100 cas de strabisme divergent. Ces strabismes tiennent, d'après ces auteurs, à l'allongement du globe oculaire et à d'autres obstacles à la vision binoculaire, réalisée par la différence de réfraction des deux yeux, par l'acuité inégale des deux yeux, déjà prédisposés par leurs antécédents héréditaires.

Chez les myopes les causes du strabisme agissent surtout en altérant le réflexe rétinien de convergence et aussi l'accommodation, bien que sa mise en jeu soit peu prononcée ; toutes agissent dans le même sens, ce qui explique la fréquence du strabisme divergent dans la myopie.

Cette tendance agit d'une manière permanente, si bien qu'une fois l'œil privé de vision par une cataracte, il prend graduellement une position de plus en plus divergente. Grâce à l'exercice permanent de la vision binoculaire, les yeux conservent leur position normale.

Le strabisme divergent peut être produit par l'hypermétropie, quoique les rapports entre l'accommodation et la convergence soient fixes ; mais l'hypermétropie forte est un obstacle à la vision binoculaire, à cause de l'habitude d'approcher trop les objets des yeux. Ainsi, qu'un œil fixe les objets, l'autre œil se dévie en dehors et devient strabique divergent ; alors la vision binoculaire est compromise et disparaît peu à peu.

L'évolution du strabisme divergent est lente : ce trouble ne devient permanent qu'à un âge avancé et après avoir été, comme nous l'avons dit, précédé pendant longtemps d'insuffisance de convergence ou de strabisme latent.

Au point de vue thérapeutique, nous pouvons envisager différents procédés pour remédier au strabisme divergent anisométropique. Ce sont : le port continuel de verres correcteurs, ou l'aphakie opératoire dans le cas de myopie forte; les exercices stéréoscopiques; l'intervention sur les muscles (ténotomie ou avancement).

II

Traitement du strabisme divergent
Anisométropique

A. — Le port continuel des verres correcteurs

Au début on pratiquait l'occlusion de chaque œil plusieurs fois par jour, pour exercer la vision dans l'œil strabique. C'est un fait établi que l'anisométropie est à l'origine du strabisme, et pour guérir le strabisme il faut corriger et égaliser l'acuité visuelle.

Pour constater exactement le degré de l'anisométropie, il est très utile de paralyser l'accommodation, car on peut guérir sans opération le strabisme périodique, en faisant porter au sujet des verres qui correspondent au degré de son amétropie. M. Morax recommande d'atropiniser les yeux des strabiques jusqu'à paralysie complète de l'accommodation pour leur choisir des verres.

Chez les très jeunes enfants qui ne peuvent pas porter des lunettes, la paralysie complète de l'accommodation peut empêcher un strabisme périodique de se transformer en strabisme fixe et un strabisme monolatéral en strabisme alternant, et de prévenir ainsi le développement de l'amblyopie.

On se servira du collyre suivant pour paralyser l'accommodation.

Pour les enfants :

Sulfate neutre d'atropine.　3 centigrammes
Eau distillée . . . . 10 grammes

Instiller une goutte matin et soir dans les yeux, pendant huit jours.

Pour les adultes :

    Sulfate neutre d'atropine.   5 centigrammes
    Eau distillée. . . . .   10 grammes

Instiller une goutte matin et soir dans les yeux, pendant huit jours.

J'ai observé qu'après huit jours d'atropinisation, il y a des sujets chez lesquels le strabisme a disparu.

M. Morax est d'avis qu'en corrigeant de bonne heure l'anisométropie chez les strabiques et en égalisant ainsi l'acuité visuelle, on peut favoriser la vision binoculaire et, par conséquent, guérir le strabisme.

Chez certains enfants on est parvenu, par l'emploi continuel des verres correcteurs et l'emploi intermittent des mydriatiques, à rétablir la vision binoculaire.

M. Javal conseille de faire au début le traitement dioptrique du strabisme.

Ayres prescrit des lunettes aux petits enfants. Il arrive à faire porter des verres à des enfants âgés de trois à quatre ans seulement. Il cite le cas d'une fillette âgée de deux ans qui, employant des verres correcteurs, fut guérie d'un strabisme datant de cinq mois.

Les malades supportent mal le port continuel des verres correcteurs pendant les premiers jours, puis ils s'y habituent.

Le malade de la huitième observation fut très gêné pendant les cinq ou six premiers jours ; maintenant il travaille sans fatigue et les maux de tête ont complètement disparu.

Les verres correcteurs, dans la première observation, ont favorisé la vision binoculaire en augmentant la force d'accommodation par la correction de l'anisométropie, en égalant l'acuité visuelle et, par conséquent, le développement de la convergence et la guérison de son strabisme divergent.

Dans la huitième observation, le sujet a tous les symptômes du strabisme divergent latent, susceptible de se transformer plus tard en strabisme divergent manifeste ; chez ce malade, l'acuité visuelle étant égalisée aux deux yeux, le port continuel des verres correcteurs, en favorisant de bonne heure la vision binoculaire, développe la force de convergence par la correction de l'anisométropie et guérit l'insuffisance de convergence.

Dans la neuvième observation, malgré la grande différence dans l'anisométropie, Javal, avec les verres prescrits, a pu corriger l'amétropie et, après cinq ans, a fait disparaître le strabisme divergent latent.

Dans la dixième observation, quoique la détermination de la réfraction ait été, au commencement, imparfaitement déterminée et quoique la myopie ait été progressive, grâce à l'emploi de l'ophtalmomètre, — qui a renseigné sur la position exacte des méridiens principaux et a permis la correction exacte de l'anisométropie, — et au port continuel des verres inégaux, on a pu égaliser l'acuité visuelle et favoriser la vision binoculaire.

Ces observations sont très importantes, car la correction de l'anisométropie par des verres inégaux, en égalant l'acuité visuelle, a diminué l'insuffisance de convergence ; après quelque temps, dans les trois premières, le strabisme a disparu et, dans la dixième, la disparition a été retardée par la myopie, qui, étant progressive, a nécessité l'emploi des verres correcteurs pendant plusieurs années, jusqu'à la guérison complète du strabisme divergent.

Dans la sixième observation, après la correction avec des verres appropriés, l'acuité visuelle est presque égale aux deux yeux ; et avec les exercices stéréoscopiques, la vision binoculaire a commencé à être manifeste. Les lunettes spéciales prescrites peuvent aussi redresser l'abaissement du globe oculaire et, après quelque temps, amener la guérison complète.

B. — Aphakie opératoire

L'aphakie opératoire, préconisée par les ophtalmologistes comme traitement radical dans les myopies fortes, consiste dans l'extraction du cristallin transparent de l'œil myope.

Quelques ophtalmologistes préfèrent l'extraction complète avec lambeau cornéen, comme pour les cataractes.

M. Morax préfère la discission répétée quand les masses cristalliniennes ne se résorbent pas après une seule discission. Il fait la kératotomie à la lance et avec la pince à capsule, enlève les masses non résorbées.

Ce traitement a été indiqué pour la première fois par l'abbé Desmonceaux (Paris, 1776). Employé méthodiquement par Fukala en Autriche et Vacher en France, généralisé et employé par les ophtalmologistes comme méthode radicale, il est adopté par M. Morax dans tous les cas de myopie forte quand, après l'ablation du cristallin, la vue peut être améliorée.

M. Morax, chez notre malade de la quatrième observation qui avait l'œil gauche emmétrope et l'œil droit myope, a pensé que l'anisométropie était la cause de son strabisme et qu'en égalisant la vision aux deux yeux, il pouvait rétablir la vision binoculaire et amener, par conséquent, la guérison du strabisme.

La force réfringente du cristallin est de 10 à 12 D pour un œil emmétrope, alors que dans un œil myope la suppression du cristallin peut entraîner une diminution de la réfraction qui oscille entre 16 et 19 D. Un myope de — 18 D a beaucoup de chances, après ablation de son cristallin, d'avoir une réfraction emmétrope. Chez la malade de la quatrième observation, la myopie était de — 12 D seulement ; mais il faut tenir compte de l'âge de l'enfant et admettre que la myopie augmentera, ce qui, dans quelques années, aura pour effet de rendre l'œil emmétrope, alors qu'actuellement, après aphakie, la réfraction est hypermétrope de 5 à 6 dioptries. Avec les verres correcteurs et les exercices stéréoscopiques, la vision binoculaire sera favorisée et le strabisme disparaîtra. Vacher, Fukala, au commencement, opéraient seulement les myopies excessives (14 d.— 18 d.) toujours avec de bons résultats ; encouragés par les résultats opératoires, ils ont commencé à opérer aussi les myopies progressives avec lésions choroïdiennes maculaires et staphylomes postérieurs, dont ils ont arrêté l'évolution.

M. Morax opère les malades par des discissions répétées jusqu'à complète résorption des masses cristalliniennes, car en faisant l'extraction du cristallin transparent comme pour la cataracte, l'œil peut être exposé au décollement de la rétine, aux hémorragies rétiniennes et choroïdiennes, à cause du changement brusque dans le tonus de l'œil opéré.

Chez notre malade de la quatrième observation, la résorption du cristallin après discissions répétées a beaucoup amélioré l'acuité visuelle, et avec les verres correcteurs et les exercices stéréoscopiques, la vision binoculaire et le fusionnement des images seront améliorés et le strabisme guéri.

C. — Les exercices stéréoscopiques.

La correction de l'anisométropie par des verres, complétée par l'opération, aide la vision binoculaire et le fusionnement des images, par l'égalisation autant qu'il est possible de l'acuité visuelle des deux yeux.

Les exercices stéréoscopiques favorisent la formation des images sur les macula des deux yeux.

En premier lieu, il nous faut donc réveiller la diplopie. Dans certains cas, la diplopie réapparaît rapidement ; c'est surtout dans les strabismes récents et peu prononcés. Dans d'autres, il est beaucoup plus difficile et plus long de la réveiller.

Le port permanent et prolongé d'une louchette sur l'œil le meilleur réussit le plus souvent. Le strabique voit double quand on découvre l'œil sain.

On peut encore y arriver de deux façons : avec ou sans stéréoscope. L'usage du stéréoscope est excellent, mais chez un grand nombre d'enfants il est inapplicable et il faut savoir s'en passer.

Le verre rouge, le prisme, sont les procédés les plus employés. On met un verre rouge devant le bon œil du malade et on lui fait regarder une bougie allumée; l'image perçue par l'œil sain est ainsi moins vive, moins éclairée, que l'image perçue par l'œil strabique. La diplopie apparaît alors facilement. Ce n'est pas tout : il faut assurer la persistance de cette diplopie; après l'avoir réveillée, il faut la maintenir; et pour cela, il est bon, comme le recommande Javal, de faire l'exercice suivant : pendant que le malade accuse une diplopie nette, on ferme l'œil sain. L'image blanche ou fausse image, image perçue par l'œil strabique, est seule perçue. Sans prévenir le malade, on découvre l'œil sain, tout en lui recommandant de bien fixer la fausse image. L'image rouge ou la vraie est alors perçue périphériquement. On fait ensuite fixer l'image vraie; l'image blanche est à son tour vue indirectement. Quand on a fait ces exercices pendant un temps qui varie avec le cas, le verre rouge n'est plus nécessaire : le malade voit double sans le secours d'aucun artifice.

Nous avons vu que la diplopie pouvait encore être réveillée par le prisme ou par le prisme combiné du verre rouge, prisme demi-partie rouge, dit Javal. Les exercices sont analogues.

Une fois la diplopie obtenue, il faut fusionner ces deux images et les fondre en une seule, et comme pour le réveil de la diplopie, on peut y arriver de deux façons : avec ou sans stéréoscope.

Mais ici les deux procédés doivent être employés. Ils servent non pas simultanément, mais l'un après l'autre, et il faut commencer par le fusionnement à l'aide du stéréoscope.

Le stéréoscope à miroir est employé dans le service de M. Morax, appareil simple et facile à manier.

Mettant l'appareil devant le malade, la charnière médiane répondant au plan sagittal du visage et reposant sur le dos du nez, nous engageons le malade à converger et à regarder dans les deux miroirs. Il voit alors les deux lettres L et F. Ecartant les deux ailes latérales, nous lui recommandons de bien regarder les deux lettres. On les voit s'approcher progressivement l'une de l'autre. Après quelques exercices, et souvent rapidement, il les voit super-posées : il n'existe plus alors qu'une seule lettre, E.

C'est à ce moment qu'il faut commencer les exercices de fusionnement sans stéréoscope. Les moyens les plus pratiques sont : les exercices dans un miroir et la lecture contrôlée. Ils reposent sur le même principe.

Un crayon, une règle, tenus verticalement entre les yeux de l'observateur et un objet quelconque, livre, image, reflétés dans le miroir, sont vus en images croisées ; et les caractères du livre, ou la figure de l'observateur, reflétés dans la glace, sont vus par lui tels qu'ils sont, sans solution de continuité.

Chez le strabique, au contraire, le crayon cachera une partie de l'objet situé derrière lui et qui ne pourra ainsi être perçu complètement.

Quand le strabique aura fait les exercices préalables de fusionnement, il arrivera à voir comme l'individu normal : il aura la vision binoculaire.

Ces exercices doivent être continués longtemps et avec persistance, pour arrêter les récidives qui surviendraient si le traitement n'était pas assez prolongé.

Lorsque le malade a la vision binoculaire, lorsque la lecture contrôlée se fait facilement, il faut étendre le champ de la vision binoculaire ; en effet, la vision binoculaire n'existe encore que pour un point de l'espace bien limité : il faut l'étendre en hauteur, en largeur, en profondeur.

L'objet fixé étant maintenu immobile, c'est par des mouvements de tête, rotation suivant un axe transversal, rotation autour d'un axe vertical, déplacement d'avant en arrière et d'arrière en avant, qu'on arrivera à étendre cette vision binoculaire à tous les points de l'espace.

La vision stéréoscopique est une vision binoculaire artificielle obtenue à l'aide des images virtuelles, avec fausse projection, sans le secours de la convergence qui est indispensable pour la vision normale. Chez les enfants n'ayant pas la vision binoculaire, après la correction par des verres appropriés et leur usage continuel, — correction complétée par les exercices stéréoscopiques, — on peut arriver à rétablir dans certains cas la vision normale.

Si ces méthodes se montrent insuffisantes, M. Morax a recours alors seulement aux interventions chirurgicales : à la ténotomie jusqu'à 20 degrés de déviation ; à la ténotomie avec avancement musculaire ou capsulo-musculaire quand la déviation dépasse 20 à 30 degrés.

D. — Interventions opératoires

Strohmayer, en 1838, a eu le premier l'idée de remédier au strabisme par une section musculaire. Roux, Velpeau, pratiquaient aussi la myotomie antistrabique.

Bonnet, de Lyon, a remplacé la myotomie par la ténotomie, qui est la seule opération qu'on pratique aujourd'hui pour guérir le strabisme. La pratique confirme que l'effet est moins bon si l'affection est plus ancienne.

De Graefe, et tout le monde après lui, a reconnu que l'effet opératoire d'une ténotomie est beaucoup plus prononcé chez les enfants que chez les adultes, surtout chez les enfants strabiques, dans la première enfance.

Morax dit que si on pratique de bonne heure la ténotomie chez les enfants, l'effet sera plus marqué, parce que la rétraction des tissus n'a pas eu le temps de se produire, et cette rétraction qui s'accuse avec l'âge a un effet plus prononcé sur la capsule et sur les parties de la capsule que nous ne pouvons pas atteindre. C'est que pour agir sur le muscle et pour obtenir le reculement de son insertion, on est obligé de débrider la capsule en raison des adhérences latérales du tendon avec cette capsule, car ces adhérences suffiraient à le maintenir en place si elles n'étaient aussi coupées.

Pour obtenir ce maximum d'effet, il faut débrider la capsule en se rapprochant en même temps de la région équatoriale. Donc, l'effet plus ou moins grand de la ténotomie dépend du débridement plus ou moins considérable de l'aponévrose fibreuse. On augmentera le débridement par des petits coups de ciseaux pratiqués perpendiculairement au muscle, en facilitant le reculement de la capsule à laquelle le tendon adhère par ses bords. En même temps il ne faut pas couper trop profondément, pour prévenir l'enfoncement de la caroncule qui est disgracieux et produit souvent la propulsion du globe en avant.

Si l'effet opératoire est trop prononcé, nous avons, dans la suture conjonctivale qui termine l'opération, un moyen très utile pour le diminuer. Mais pour que cette suture s'oppose au reculement trop accusé du tendon, il faut qu'elle ait de l'action sur lui, et elle n'en a plus si la conjonctive a été trop isolée du muscle par la section des adhérences prémusculaires.

Comme elle agit par ces adhérences, il ne faudra pas se borner à passer l'aiguille au bord du lambeau conjonctival, mais l'enfoncer et prendre une quantité de conjonctive plus ou moins considérable, suivant l'effet à produire. S'il en est besoin on devra comprendre le tendon lui-même dans la suture.

La ténotomie constitue une opération facile et qui permet un dosage assez exact de l'effet immédiat, si l'on procède avec précaution, en tenant compte des nombreuses variétés cliniques du strabisme. Car, comme M. Kalt l'a indiqué dans ses expériences sur les animaux, il peut survenir des inconvénients provenant de la défectuosité de la nouvelle insertion du tendon, si celle-ci n'est pas comparable à la première par la solidité; car le tendon, après avoir été coupé, prend de faibles adhérences à la sclérotique par l'intermédiaire de la capsule bulbaire et du feuillet musculaire profond de la capsule.

Après la ténotomie, si le tendon s'insère en arrière de l'équateur, il peut se produire des strabismes secondaires. Quand on est forcé de faire un reculement considérable, il faut détacher les expansions unissant la caroncule à la face externe du muscle, pour prévenir l'enfoncement de la caroncule, qui constitue une petite difformité disgracieuse.

a) *Avancement musculaire.*

Critchett, le premier, eut l'idée de fixer le tendon à la conjonctive péri-cornéenne à l'aide des sutures. L'avancement musculaire, réservé d'abord au strabisme secondaire, s'emploie dans tous les cas de strabisme un peu élevé, pour augmenter l'action du reculement. En avançant l'insertion du muscle et en la rapprochant de la cornée, on augmente son action, car il s'adapte assez facilement aux différentes positions des organes et, avec les parties fibreuses qui l'entourent, il exerce une traction efficace sur le globe oculaire.

C'est par ces connexions de la capsule et par les insertions musculaires que nous pouvons combiner l'action de l'avancement musculaire et de l'avancement capsulaire.

Nous augmentons l'effet opératoire si nous cherchons à

comprendre dans les ligatures en même temps le tendon et le plus possible de parties fibreuses, soit du côté de la cornée, soit du côté du muscle, pour obtenir une insertion nouvelle plus solide. L'avancement musculaire augmente la force du muscle, remédie à son raccourcissement et provoque la rétraction de la capsule.

Pour obtenir un effet très considérable, après avoir coupé l'insertion antérieure du tendon et enlevé une portion du tendon, M. Morax fait un nœud au catgut au bout et passe les fils en arrière du bout lié ; ce procédé a pour effet d'empêcher les fils de couper le muscle, comme cela a lieu lorsqu'on ne le lie pas.

b) *Avancement capsulaire*

De Wecker, le premier, puis Kalt ont établi qu'en agissant sur la capsule, on peut déplacer l'axe de l'œil comme en agissant sur les muscles. On met à nu l'insertion du tendon et, en même temps, on dégage la capsule et le pourtour du muscle. On place deux sutures : l'une au-dessus et l'autre au-dessous du diamètre vertical de la cornée.

La suture prend un point formé de la conjonctive et du tissu sous-conjonctival, pour ressortir dans la plaie conjonctivale. L'aiguille, alors introduite dans la boutonnière de la capsule, glisse sous le tendon et ressort en traversant le tendon, la capsule et la conjonctive, en un point placé un peu en arrière de l'insertion du tendon, près de son milieu. Les deux sutures sont pareilles. La fermeture des deux sutures constitue le dernier temps de l'opération.

Les détails importants sont de trouver aux extrémités de l'anse, du côté de la cornée et du côté du muscle, une résistance suffisante, et de laisser les sutures un temps suffisant pour déterminer la rétraction cicatricielle.

Pour préciser les indications thérapeutiques, il faut définir les caractères cliniques. Il faut mesurer le degré de déviation strabique au périmètre ; pour cela on met le malade au centre de la concavité du périmètre, et on le fait regarder fixement le point qui se trouve au milieu de la concavité ; en même temps, l'observateur promène une bougie le long de l'arc périmétrique jusqu'à ce que l'image de la bougie se reflète au centre de la pupille de l'œil dévié. Le chiffre du périmètre où s'arrête la bougie donne sensiblement le degré de la déviation strabique, bien que la déviation divergente augmente dans le regard vague et la fixation à distance, alors qu'elle diminue dans la fixation rapprochée, sous l'influence de l'effort d'accommodation.

Cette ténotomie sera accompagnée d'avancement musculaire quand la déviation fixe dépasse 20°, et lorsque cette déviation dépasse 30° on sera obligé d'opérer les deux yeux.

c) *Ténotomie*

La ténotomie consiste à couper le muscle qui tire l'œil de son côté, tout à fait près de son insertion antérieure, puis à couper aussi les expansions fibreuses en haut et en bas.

La ténotomie se pratique dans la salle d'opération, où le malade est couché sur la table d'opération. M. Morax chloroformise les enfants et les adultes qui sont nerveux ; pour les autres il emploie l'anesthésie locale avec la solution de cocaïne 2 o/o ; et pour ceux qui sont plus sensibles, une injection sous-conjonctivale de cocaïne 2 o/o au niveau du tendon à sectionner.

M. Morax instille la solution de cocaïne 2 o/o dans les deux yeux, pour supprimer la gêne produite par la pénétration possible de savon dans l'œil non opéré ; il fait trois instillations, à quelques minutes d'intervalle, dans l'œil à opérer, pour obtenir l'anesthésie désirée.

Après avoir écarté les paupières par le blépharostat, avec la pince à griffes, on soulève un pli vertical de la conjonctive à 5-8 millimètres du bord cornéen et on donne un coup de ciseaux. Puis on élargit la plaie conjonctivale en haut et en bas ; on dissèque la conjonctive jusqu'à ce que le tendon se découvre avec le crochet et on sectionne le tendon, entre le crochet et le globe oculaire.

On s'assure, à l'aide du crochet, s'il y a encore des fibres, et, s'il en reste, on les sectionne de la même manière. On termine l'opération en plaçant un point de suture pour réunir les bords de la plaie conjonctivale. Si l'effet est trop considérable, on comprend dans la suture l'extrémité du tendon sectionné.

Le pansement occlusif sera nécessaire pendant trois à cinq jours.

L'avancement musculaire, étant plus douloureux que la ténotomie, rend nécessaire des injections sous-conjonctivales; car, ayant besoin de contrôler l'effet obtenu, il sera préférable de faire seulement l'anesthésie locale. Les instruments sont les mêmes.

On coupe la conjonctive et on isole le tendon de ses adhérences capsulaires, et, le soutenant par le crochet à strabisme, on applique deux sutures qui traversent le tendon et le tissu épiscléral et ressortent tangentiellement : l'une des sutures au bord supérieur et l'autre au bord inférieur de la cornée. Les sutures terminées, on détache le tendon et son insertion antérieure; on pince l'extrémité coupée et on y résèque une portion plus ou moins considérable. Puis on serre les fils de manière à doser l'effet nécessaire et on les noue. Pansement occlusif sur les yeux. On enlève les fils au bout de sept jours, quand la réunion des bords de la plaie est accomplie.

Pour *l'avancement capsulo-musculaire*, on emploie les mêmes instruments et, après avoir découvert le tendon, on fait deux sutures de la manière suivante : on introduit l'aiguille en traversant la conjonctive d'arrière en avant, le bord supérieur du muscle, et en la faisant ressortir sous la conjonctive, dans l'épisclère, au-dessus de la cornée; l'autre aiguille, traversant la conjonctive, le bord inférieur du muscle, ressort sous la conjonctive, dans l'épisclère, au-dessous de la cornée. Ici on ne détache plus le tendon de son insertion antérieure, comme dans l'avancement musculaire. On serre les fils doucement et on les noue. Pansement occlusif sur les deux yeux. On enlève les fils au bout de sept jours. L'effet ne pourra être jugé qu'après trois ou quatre semaines.

d) *Technique instrumentale et opératoire*

Les instruments employés pour la ténotomie anti-strabique sont : blépharostat, pince à fixation, pinces à griffes, ciseaux courbes à pointes effilées et mousses, crochets à strabisme, quelques aiguilles courbes fines avec du fil de soie o, porte-aiguille-été. Dans le service de M. Morax les instruments se conservent dans une boîte métallique, composée de telle sorte que les instruments à pointe ou à tranchant sont immobilisés et que la boîte contient exactement tous les instruments nécessaires à l'intervention. On met la boîte métallique avec les instruments nécessaires dans un stérilisateur spécial à air chaud, chauffé par l'électricité, et comme moyen de contrôle, on y ajoute un tube en verre contenant de l'acide salicylique qui, en fondant à $159°$, dissoud la petite quantité d'éosine en poudre dont il a été additionné et qui prend une coloration rouge. C'est un signe sûr que les instruments sont bien stérilisés.

La désinfection des mains de l'opérateur et de ses aides, se fait au savon et à l'eau chaude, puis on trempe les mains dans une solution de cyanure de mercure à 5 o/oo, solution colorée en rouge par l'éosine. La désinfection du champ opératoire est obtenue avec des tampons imbibés de la solution de savon par un nettoyage minutieux des paupières, des cils et des parties environnantes et par le lavage avec une solution de cyanure de mercure 1/6000 chaude; on écarte les paupières pour laver aussi le plus possible le globe oculaire et les culs-de-sac, en engageant le malade à regarder dans toutes les directions. Quand la désinfection du champ opératoire est terminée, il est utile de le limiter, au moyen de compresses stérilisées, pour éviter que les fils ne traînent sur la joue ou sur les cheveux. On fait aussi la stérilisation des collyres et objets de pansement.

M. Morax emploie chacun de ces procédés, suivant les indications spéciales des cas.

La ténotomie et l'avancement capsulo-musculaire ont, dans la deuxième et la troisième observations, redressé la déviation strabique. La correction par des lunettes portées continuellement a fait disparaître complètement la déviation strabique et favorisé la vision binoculaire.

Dans la cinquième observation on pratiqua la ténotomie avec avancement musculaire, à cause de l'excursion de l'œil en dedans, qui est O; l'œil est immobilisé en dehors. Après l'opération, avec la résection d'une portion du tendon, l'œil a été redressé en dedans et la déviation a beaucoup diminué. Par le port continuel des lunettes, la vision binoculaire sera favorisée et le strabisme guéri.

III

Observations

OBSERVATION I (personnelle

Faite dans le service de M. Morax

Mlle C... C..., âgée de 8 ans, souffre d'un strabisme divergent anisométropique.

Antécédents héréditaires. — Ses parents vivent et sont bien portants. Sa mère n'a pas eu de fausse couche.

Antécédents personnels. — Elle est née à terme. N'a ni frères ni sœurs. A l'âge de 2 ans, a eu des convulsions. Personne dans la famille de son père ni de sa mère ne louche.

A l'âge de 6 ans, a commencé à loucher de temps en temps, mais très peu, et surtout quand ses yeux étaient fatigués. Le strabisme s'est manifesté quand elle a commencé ses études. Le 15 octobre 1903, vint à la consultation accompagnée par sa mère. Elle est en bonne santé. Ses yeux sont un peu rouges et larmoyants. A des maux de tête quand elle travaille. Louche de l'œil droit en regardant de près.

ACUITÉ VISUELLE

O D — 3 d. 50   V = 5/7,50
O G — 1 d.   V = 5/7,50

OPHTALMOMÈTRE

O D 0 ± 0 d. 50   R = 46
O G 0 ± 0 d. 25   R = 46

. SKIASCOPIE

O D axe horiz. — 5 d.;   axe vertic. — 4 d. 50
O G   —   2 d.;   —   — 1 d. 75

Avec le stéréoscope, la fusion binoculaire existe, mais elle n'est pas bien nette.

La déviation de l'œil droit en dehors, mesurée au périmètre, est de 20°. On arrive avec des verres à corriger sa vision. On lui prescrit le port continuel des verres suivants :

O D verre sphérique concave — 3 d. 50
O G   —   —   — 1 d.

Après quinze jours, elle vient à la consultation et dit que, les dix premiers jours, elle a eu du larmoiement et que les lunettes l'ont gênée beaucoup ; puis elle a commencé à les supporter.

Elle porte continuellement ses verres, mais elle ne lit pas, pour ne pas se fatiguer. Vingt jours après, elle vient de nouveau à la consultation, très contente de ses lunettes ; les yeux ne sont plus rouges et ne pleurent plus.

Après une nouvelle période de quinze jours, avant de partir à la campagne, elle vient et sa mère nous dit que sa fille ne louche plus depuis qu'elle porte les lunettes prescrites.

En l'examinant, j'ai constaté que l'œil droit ne louche plus, les yeux ne sont plus rouges et ne pleurent pas.

La vision binoculaire constatée avec le stéréoscope existe et elle est devenue bien nette.

OBSERVATION II (personnelle)

Faite dans le service de M. Morax

M. V... J..., âgé de 38 ans, affecté d'un strabisme divergent de l'œil gauche avec anisométropie manifeste.

Antécédents héréditaires. — Son père, mort d'accident, était bien portant. La mère, bien portante, n'a rien aux yeux. Cinq frères et une sœur morts avant l'âge de 2 ans; un frère mort à 33 ans.

Antécédents personnels. — Il n'a pas eu de convulsions pendant son enfance. Personne, ni de la famille de son père, ni de la famille de sa mère, ne louche. Fièvre palustre à 31 ans. Puis diarrhée chronique. Louche depuis son enfance. Début pas précis.

Etat actuel. — Strabisme divergent fixe de l'œil gauche. Déviation au périmètre : de près 20°, de loin 35°.

CHAMP D'EXCURSION

$$O\,D\;\frac{60}{N}\;\frac{65}{T}$$

$$O\,G\;\frac{62}{N}\;\frac{55}{T}$$

ACUITÉ VISUELLE

O D E $\qquad$ V $= 5/7,50$
O G — 11 d. $\quad$ V $= 5/35$

SKIASKOPIE

O D — Emmétrope
O G — Axe vertic. et axe horiz. — 11 d.

OPHTALMOMÈTRE

O D : 105° $\pm$ 1 d. $\qquad$ R $= 44,7$
O G : 90° $\pm$ 1 d. 50 $\quad$ R $= 44,7$

ON CORRIGE AVEC LES LUNETTES SUIVANTES :

O D Emmétrope
O G 90° — 1 d. 50 — 9 d. $\quad$ V $= 5/35$

Pas de correction du strabisme. Flocons dans le corps vitré.

Le 16 décembre, M. Morax procède, prenant toutes les précautions d'asepsie décrites plus haut, à la ténotomie du muscle droit externe gauche et à l'avancement capsulo-musculaire du droit interne gauche.

Le malade est chloroformisé et opéré. Pansement occlusif. Ablation des fils conjonctivaux et musculaires. La déviation est en totalité réduite. L'œil gauche suit les mouvements dans toutes les directions. Pas de vision binoculaire, ni de fusionnement. Champ d'excursion au périmètre normal et de loin.

J'ai examiné ce malade trois fois après l'opération. La correction de l'œil gauche s'est maintenue normale. Il fait des exercices stéréoscopiques pour améliorer la vue de l'œil gauche, qui favoriseront la vue binoculaire et le fusionnement des images.

Examiné de nouveau le 25 janvier 1904, au périmètre et avec la bougie de loin et de près, on ne remarque aucune déviation et la bougie se reflète au centre des deux pupilles. Le champ d'excursion est :

$$O\,D\frac{65}{N}\quad\frac{70}{T}$$

$$O\,G\frac{65}{N}\quad\frac{70}{T}$$

L'œil gauche a tous les mouvements bien marqués dans toutes les directions. La cicatrice du côté externe a presque disparu.

L'œil ne pleure pas et n'est plus collé le matin.

$$O\,G : 90 + 1\,d. - 9\,d. \quad V = 5/25$$

La fusion binoculaire est favorisée par la correction de l'anisométropie, et la ténotomie a remédié à la déviation.

OBSERVATION III (personnelle)

Faite dans le service de M. Morax

Mme B... J..., âgée de 36 ans, affectée d'un strabisme divergent anisométropique de l'œil droit.

Antécédents héréditaires. — Les parents vivent et sont bien portants.

Antécédents personnels. — Pas de convulsions et bien portante dans sa première enfance.

Mariée. Son mari bien portant. Deux enfants morts à l'âge de 2 ans, par méningite ; une fillette née à terme, âgée de 8 ans, bien portante, qui n'a rien aux yeux. Pas de fausse couche. Personne, dans la famille de son père ni dans la famille de sa mère, ne louche.

Etat actuel. — La malade, bien portante, présente à l'œil droit un strabisme divergent avec déviation au périmètre de loin et de près de 30°.

CHAMP D'EXCURSION

$$\text{O D} \; \frac{60}{N} \quad \frac{70}{T}$$

$$\text{O G} \; \frac{70}{N} \quad \frac{65}{T}$$

SKIASCOPIE

O D { Axe horiz. — 15 d. ; axe vertic. — 16 d.
{ Staphylome postérieur et plaques de choroïdite.
O G : Emmétrope.

ACUITÉ VISUELLE

O D — 13 d. $\;$ V $= 5/35$
O G E $\quad$ V $= 5/750$

OPHTALMOMÈTRE

O D : 90° $\pm$ 2 d. $\;$ R $= 44,5$
O G : 75° $\pm$ 1 d. $\;$ R $= 44.5$

AVEC CORRECTION

O D : 90° $+$ 1 d. — 13 d. $\;$ V $= 5/35$
O G : 0 — 1 d. $\qquad$ V $= 5/750$

La correction n'améliore pas la vision.

M. Chaillous, assistant de la clinique, procède à la ténotomie du muscle droit externe droit et à l'avancement capsulo-musculaire du muscle droit interne droit. La malade est chloroformisée. L'opération a duré vingt minutes. Pansement occlusif pendant quatre jours. Sept jours après, excision des fils conjonctivaux et musculaires. Au commencement, pas de vision binoculaire, ni de fusionnement.

Après quelques jours, examinée au périmètre, je trouve la déviation de près et de loin — 20°.

La correction de l'acuité visuelle :

$$\text{O D} - 13 \text{ d.} \quad V = 5/35$$
$$\text{O G} = 5/750$$

On lui prescrit comme lunettes :

O D verre sphérique concave — 13 d.

O G verre plan.

Avec ces lunettes, après quelque temps, l'acuité visuelle a gagné une ligne de plus sur l'échelle métrique.

La malade fait journellement des exercices stéréoscopiques.

OBSERVATION IV (personnelle)

Faite dans le service de **M. Morax**

Mlle I... S..., âgée de 5 ans, affectée d'un strabisme divergent anisométropique de l'œil droit.

Antécédents héréditaires. — Les parents vivent et sont bien portants. Son père a eu des convulsions à l'âge de 3 ans, et un strabisme convergent de l'œil gauche qui a disparu à l'âge de 12 ans ; mais l'œil gauche, encore aujourd'hui, a une mauvaise acuité visuelle.

Le grand-père (du côté du père) est mort d'albuminurie avec crises éclamptiformes.

La grand'mère (du côté du père) a souffert de la manie de persécution. Elle a eu trois enfants : un mort d'érysipèle ; le deuxième, le père de l'enfant ; le troisième, une fille âgée de 30 ans, enfermée pour folie.

Du côté de la mère, tous bien portants. La mère a une bonne vue ; a souffert d'albuminurie pendant son deuxième accouchement, mais celle-ci a disparu rapidement sans complications. L'enfant est bien portant ; il a maintenant 17 mois.

Antécédents personnels. — La malade née à 8 mois, bien conformée ; à eu la rougeole à l'âge de 2 ans, sans complications. Son strabisme a commencé à 5 mois ; mais les parents se sont aperçus, il y a 6 mois, que si la malade regarde continuellement dans la même direction, l'œil droit dévie au dehors.

Etat actuel. — La malade présente à l'œil droit un strabisme divergent anisométropique, plus marqué dans le regard de près. La déviation au périmètre, de loin et de près, est de 10°.

Après l'instillation de l'atropine, l'acuité visuelle :

$$O\,G : \quad V = 1/50$$
$$O\,D : \quad V = 5/5$$

SKIASCOPIE

$$O\,D\ 120 \pm 2\ d. \qquad R = 45$$
$$O\,G \quad 0 \pm 0\ d.\ 25 \quad R = 45$$

CORRECTION PAR LES VERRES

$$O\,D - 11\ d. \quad V = 1/50$$
$$O\,G\,E \qquad V = 5/5$$

Les verres sphériques n'améliorent pas la vision de l'œil droit. La vision binoculaire existe, mais elle n'est pas bien distincte, ainsi que le fusionnement. Parce que la déviation strabique est peu prononcée et parce que, dans la vision de près, elle est contraire à la normale, M. Morax pense qu'au lieu de procéder à la ténotomie, il vaudrait mieux faire l'extraction du cristallin transparent, pour guérir une myopie forte.

Ce traitement, employé par M. Morax dans les cas de myopie forte, donne dans le service de bons résultats. Cette anisométropie manifeste faisait que l'œil gauche seul fixait les objets et l'autre ne prenait pas part à la vision binoculaire. Pour cela, M. Morax estime qu'en faisant l'extraction du cristallin transparent de l'œil droit, l'acuité pourrait s'améliorer.

Le 21 novembre, M. Morax procède, après dilatation au maximum de la pupille par l'atropine, à la discission du cristallin, par plusieurs incisions au couteau de de Graefe dans la cristalloïde antérieure, pour favoriser l'imbibition des fibres du cristallin par l'humeur aqueuse et ensuite la résorption du cristallin. Pansement occlusif pendant quatre jours.

Le 9 décembre 1903, M. Morax procède à une première extraction des masses cristalliniennes. Après avoir fait, avec le couteau lancéolaire, une plaie dans la cornée, on a, avec la pince à iridectomie, pincé la capsule antérieure du cristallin ; avec le kystotime, on coupa de nouveau le tissu du cristallin, produisant une fente centrale par laquelle pénétrait la lumière. Pansement occlusif pendant quatre jours.

Quelque temps après, la correction donne

$$O\,D : 30^0 - 2\ d. - 10\ d.\quad V = 5/50$$
$$O\,G\,E\qquad\qquad\qquad\quad V = 5/5$$

Déjà l'acuité a gagné quelques degrés. Il est difficile de contrôler la vision binoculaire, à cause de l'âge de la malade, quoiqu'elle supporte bien les lunettes avec lesquelles j'ai essayé de faire la correction.

Le 3 février 1904, M. Morax procède à une nouvelle discission de la cataracte.

La malade chloroformisée (10 gr.), on fait, au niveau de l'ancienne kératotomie, une incision à la lance, puis, avec la pince à capsule, on enlève la capsule et on fait sortir une petite membranule.

La pupille bonne et noire.

ACUITÉ VISUELLE

$$O\,D\quad V = 5/20$$
$$O\,G\quad V = 5/5$$

L'acuité visuelle a gagné encore quelques degrés.

On favorise encore la vision binoculaire et le fusionnement par des exercices stéréoscopiques, la lecture, l'écriture et par le port continuel des verres correcteurs.

OBSERVATION V (personnelle)

Faite dans le service de M. Morax

Mlle L... M..., 21 ans, affectée d'un strabisme divergent paralytique de l'œil droit.

Antécédents héréditaires. — Les parents vivent et sont bien portants ; trois frères bien portants.

Antécédents personnels. — A l'âge de 6 ans, a commencé à loucher par intermittences, sans maladie antérieure. Depuis 1896, la déviation est continue et s'accentue progressivement.

Etat actuel. — Bien portante.

ACUITÉ VISUELLE

O D — 1 d. 5/15
O G E   5/5

SKIASCOPIE

OD o + 1 d.
O G o — 1 d. ; 90° + 2 d.

CHAMP D'EXCURSION

$$O D \frac{65}{T} \frac{10}{N}$$

O G normal

OPHTALMOMÈTRE

O G : o ± o d. 25 — R = 40
O D 90° ± o d. 50   R = 37

Déviation de loin : 55 ; de près : 40.

Œil droit, excursion périmétrique : en dedans 0° ; en dehors 70°; en haut 20°; en bas 30°. Réflexe pupillaire normal. Pas de diplopie. La vision binoculaire n'existe pas.

La malade était très gênée par l'extrême déviation du globe oculaire qui lui donnait une physionomie déplaisante. Le seul but poursuivi dans l'intervention a été d'obtenir un certain degré de redressement des globes.. Il ne pouvait être question de rétablir la vision binoculaire.

M. Morax procède à la ténotomie avec avancement musculaire. Il fait la ténotomie de l'externe droit avec résection d'une petite portion du muscle et avancement musculaire du droit interne droit ; ce muscle a son apparence normale.

Après la section antérieure du muscle et la résection d'une portion, il applique un nœud de catgut à l'extrémité coupée et passe trois fils en arrière de ce nœud pour favoriser les adhérences.

Cette observation ne rentre pas à proprement parler dans le strabisme anisométropique et il est bien certain que la faible différence de réfraction entre les deux yeux n'est aucunement intervenu dans le strabisme paralytique extrême qui s'est développé. Nous ne la publions ici qu'en raison du procédé opératoire un peu spécial rendu nécessaire par l'inaction complète du droit interne et le degré de la déviation.

La malade est revue le 19 février 1904. Dans le regard au loin la direction n'est plus que de 5 à 10 degrés au plus, et comme la cicatrisation n'est pas encore complète, on peut espérer que dans une quinzaine de jours ce très léger degré de déviation aura disparu. Il va sans dire que la convergence ne se produit pas plus qu'avant l'intervention.

OBSERVATION VI (personnelle)
Faite dans le service de M. Morax

Mlle D... J..., 19 ans, est affectée d'un strabisme divergent anisométropique de l'œil gauche avec abaissement du globe.

Antécédents héréditaires. — La mère, âgée de 52 ans, mariée à 23 ans, a eu :

1. Fausse couche après traumatisme à 3 mois; 2. Une fille à 7 mois 1/2 (accouchement [après traumatisme) ; 3. Un

fils à 7 mois, bien .portant. vivant ; 4. Une fille née à terme, morte à 14 mois, de méningite ; 5. La malade ; 6. Fausse couche ; 7. Un fils mort à 14 mois, de croup ; 8. Un fils bien portant, qui a 16 ans ; 9 et 10. Fausses couches ; 11. Un fils bien portant, de 14 ans ; 12 et 13. Fausses couches.

Père, 54 ans, bien portant ; a eu des convulsions dans son enfance et, à 21 ans, la fièvre typhoïde.

Antécédents personnels. — La malade a eu des convulsions dans son enfance, céphalée fréquente. Pas de diplopie. Gastrite chronique. Pas de lésions buccales, nasales ou auriculaires. Deux petites cicatrices au niveau de la commissure buccale.

Etat actuel. — Les yeux ne sont pas rouges, rien sur les cornées.

Le globe oculaire gauche est inférieur au globe oculaire droit ; le bord supérieur de la cornée est à découvert.

En même temps, léger strabisme divergent gauche, qui se redresse si on ferme l'œil droit. Les mouvements un peu limités en haut et en dedans.

Déviation au périmètre : 10°. Réflexe pupillaire normal.

A LA SKIASCOPIE

O G $\left\{\begin{array}{l}\text{axe horiz.} \ +2\,\text{d.} \\ \text{axe vertic.} \ -4\,\text{d.}\end{array}\right.$

O D   Emmétrope.

OPHTALMOMÈTRE

O D 90 $\pm$ 1 d. 50   R $=$ 44.5
O G 90 $\pm$ 5 d. 50   R $=$ 44.5

ACUITÉ VISUELLE AVEC CORRECTION

O D E   V $=$ 5/5
O G 0° $-$ 5 d. 40 $+$ 1 d. 50   V $=$ 5/750

On lui prescrit des lunettes : pour l'œil droit, verre plan ; pour l'œil gauche, verre sphérique convexe $+$ 1 d. 50

et verre cylindrique concave — 5 d. 50 à l'axe horizontal, port continuel.

La malade exerce l'œil gauche en fermant l'œil droit et fait des exercices stéréoscopiques.

Après dix jours, la déviation est, de près, 4° ; de loin, 5°. La vision binoculaire avec la correction par des verres et les exercices stéréoscopiques a commencé à être manifeste. Pour corriger l'abaissement du globe oculaire, M. Morax lui a recommandé des lunettes, qui doivent être plus hautes du côté gauche, pour exercer l'œil gauche à regarder un peu plus haut.

Parce que le globe oculaire est baissé, il faut recourir à un artifice, c'est-à-dire, il faut appuyer sur les lunettes de manière à regarder à travers la partie supérieure de l'O G et la partie inférieure de l'O D, ce qui facilite la vision simple.

Avec ce traitement la vision est déjà améliorée et les exercices avec les lunettes prescrites ont redressé le globe oculaire ; conséquemment, la guérison du strabisme divergent de l'œil gauche et de l'abaissement du globe oculaire a été obtenue.

OBSERVATION VII (Pley et Petit).

Extraite de la thèse de M. Henri Le Roux.
(Paris, 1902, page 85.)

M. Br..., 39 ans, caissier. Le 26 septembre 1895, vient consulter pour son strabisme divergent hypermétropique de l'œil gauche, mesurant 20° et datant de l'enfance. On lui ordonne les verres :

$$\left. \begin{array}{l} \text{O D} \\ \text{O G} \end{array} \right\} \ 90° + 3 \text{ d. } 50 + 3 \text{ d. } 50.$$

Le 22 septembre 1899, le malade ne louche plus. Sans atropine.

La skiascopie donne

$$O\,D : \text{axe vert.} + 6 \text{ ; axe hor.} + 11$$
$$O\,G : \text{axe vert.} + 4 \text{ ; axe hor.} + 10$$

L'acuité visuelle sans verres :

$$O\,D : \quad V = 1/6$$
$$O\,G : \quad V = 1/10$$

L'ophtalmomètre Javal :

$$\left.\begin{array}{l} O\,D \\ O\,G \end{array}\right\} \; 90° + 6 \text{ dioptries}$$

Le 26 septembre 1899, après dix instillations d'atropine en quatre jours, la skiascopie donne :

$$O\,D : \text{axe vert.} + 5{,}50 \text{ ; axe hor.} + 10{,}50$$
$$O\,G : \text{axe vert.} + 6 \quad \text{ ; axe hor.} + 11{,}50$$

On ordonne les verres suivants :

$$O\,D \; (90° + 5{,}50) + 5 \quad V = 1/2$$
$$O\,G \; (90° + 4{,}50) + 5{,}50 \quad V = 1/3$$

Le 16 septembre 1901, nous revoyons nous-même le malade, qui ne louche plus du tout. Il porte presque constamment ses verres, sauf dans certains cas où ils les enlève pour voir de loin. Il s'en trouve très bien et peut faire, sans aucune fatigue, son travail de caissier.

Pour la vue de près il n'a pas de vision binoculaire; il ne se sert pas de l'œil gauche.

L'acuité visuelle est la suivante :

$$O\,D : V = 1/2$$
$$O\,G : V = 1/3.$$

OBSERVATION VIII

Extraite de la thèse de M. Henri Le Roux.
(Paris, 1902, page 79.)

Il s'agit de M. H... B..., 25 ans, externe des hôpitaux. Il vient, le 4 août 1900, nous trouver à la consultation de l'Hôtel-Dieu et nous dit qu'il est très gêné dans son travail. Quand il se met à lire ou écrire, il le fait tout d'abord facilement, mais au bout d'un certain temps il éprouve une fatigue très notable et une céphalée très pénible. Il remarque que l'objet qu'il fixe devient double ; il voit la page qu'il lit se scinder en deux parties, et quand il jette les yeux sur une petite pendule placée sur sa table de travail, il se rend difficilement compte de l'heure, car il voit deux cadrans au lieu d'un.

En analysant avec soin sa diplopie, on s'aperçoit que l'image gauche est moins nette et correspond à l'œil gauche. La diplopie est donc homonyme ; c'est par conséquent la divergence qui doit être prise.

Nous lui faisons fixer un objet que nous rapprochons de plus en plus ; quand il arrive à la distance de 30 centimètres, nous remarquons que les mouvements de convergence deviennent indécis. Si l'on approche davantage l'objet, on voit à un moment donné que l'œil gauche cesse de le suivre, tandis que l'œil droit continue à converger.

En dehors de cette expérience on ne remarque pas de strabisme apparent. En somme, notre malade présente les symptômes d'une insuffisance de convergence, d'un strabisme divergent latent.

Nous examinons la réfraction à la skiascopie et nous trouvons :

O D : axe vert. — 1,50 : axe hor. + 1
O G — 2,50

L'acuité visuelle sans verres est la suivante :

$$O\,D : V = 1/4$$
$$O\,G : V = \text{à peine } 1/10.$$

Avec correction :

$$O\,D : o^o - 1\,d.5o \quad V = 1/2$$
$$O\,G : \quad\quad - 2\,d.5o \quad V = 1/2$$

Nous lui ordonnons le port constant des verres suivants :

$$O\,D : o^o - 1^o,5o$$
$$O\,G : \quad\quad - 2,5o$$

Quinze jours plus tard, M. B... vient nous revoir : il travaille sans fatigue avec ses verres ; les maux de tête ont complètement disparu ; pendant les cinq ou six premiers jours il a été un peu gêné, mais maintenant il se trouve très bien de ses verres. Depuis lors, la guérison s'est maintenue, en corrigeant l'anisométropie avec des verres inégaux ; l'acuité visuelle est aux deux la même

Ce cas présente tous les symptômes de strabisme divergent latent anisométropique susceptible de se transformer plus tard en strabisme divergent manifeste.

Si on juge la différence de réfraction, on trouve une différence de l'amétropie aux deux yeux. O D est astygmat myopique dans le méridien horizontal ; O G est myope. Il faut faire la correction à droite avec un verre cylindrique concave, et à gauche avec un verre sphérique concave ; quoique différents comme réfraction, ils corrigent l'amétropie, parce que tous les deux favorisent la vision binoculaire, et l'acuité visuelle est égale à 1/2 aux deux yeux. Les verres concaves chez ce malade, portés de bonne heure, en augmentant l'effet d'accommodation, favorisent le développement de convergence ; par conséquent, la correction de son anisométropie a favorisé la vision binoculaire et la guérison de son insuffisance de convergence.

OBSERVATION IX

Extraite du « Manuel du Strabisme » par E. Javal.
(Paris, 1896, page 197.)

Mlle H... L..., âgée de 10 ans, est affectée d'une insuffisance passant, par moments, au strabisme.

RÉFRACTION

$$O\,D \quad 0° - 0,50 - 5\ d.$$
$$O\,G\ 90° - 1,50 - 1,50$$

Je prescris des verres correcteurs de l'anisométropie.

Quand je revis Mlle L... pour la dernière fois (en 1883), grâce à l'emploi de verres inégaux portés pendant quelque temps, la lecture avait eu lieu binoculairement ; la correction de l'anisométropie avait suffi pour faire disparaître l'insuffisance soi-disant musculaire. La jeune H... ne s'étant pas résignée à continuer l'emploi permanent des verres après la guérison, la myopie avait augmenté et était devenue rigoureusement égale des deux côtés.

Les yeux sont tous les deux astigmats myopiques. O D est astigmat myopique dans l'axe horizontal et en même temps myope fort. O G est astigmat myopique dans l'axe vertical et myope léger.

La correction est faite pour l'astigmatisme avec des verres cylindriques concaves et des verres sphériques concaves pour la myopie.

On observe une grande différence dans l'amétropie des deux yeux, et avec les verres sphériques et les verres cylindriques prescrits, Javal a pu corriger cette anisométropie et faire disparaître le strabisme divergent latent anisométropique après cinq ans, grâce à l'emploi des verres correcteurs, qui ont favorisé la vision binoculaire.

OBSERVATION X

**Extraite du « Manuel du Strabisme », par E. Javal.
(Paris, 1896, page 200.)**

Mlle M... C..., âgée de 15 ans, amenée en décembre 1876 pour un strabisme divergent périodique remarqué récemment. Insuffisance de convergence bien explicable par la

RÉFRACTION

O D — 15°   1 — 1

O G — 0° — 1 — 5

A cette époque, je ne savais pas encore avec quelle facilité les jeunes sujets s'habituent à l'emploi des verres différents aux deux yeux; je procédai donc graduellement et ne corrigeai toute l'anisométropie qu'en mars 1877.

A la fin de 1878, grâce aux verres

O D — 15° — 1

O G — 0° — 1 — 4

employés pour le travail, l'insuffisance avait à peu près disparu.

En 1879, je constate que la myopie, augmentant des deux yeux, est devenue

O D — 0 — 1 — 2.50

O G — 0 — 1 — 7

J'avais eu tort de prescrire des verres trop forts pour travailler; il aurait fallu ne donner que

O D — 0 — 1 $+$ 2

O G — 0 — 1 — 2

En 1895, l'ophtalmomètre donne :

O D — 175 $\pm$ 1,5

O G — 15 $\pm$ 1,25

nous renseignant sur la position exacte des méridiens principaux, qui avait été imparfaitement déterminée par le procédé subjectif.

Pour enrayer la myopie progressive, je prescris alors, pour lire, des verres laissant trois dioptries de myopie.

En 1890, la guérison s'est maintenue. La réfraction est :

$$O\ D — 175 — 1 — 2,5$$
$$O\ G — 15 — 1 — 6$$

c'est-à-dire que si, depuis onze ans, la réfraction a varié, ce ne serait que dans le sens d'une légère diminution de myopie à droite.

En 1895, légère insuffisance. A continué l'emploi de verres inégaux.

Après la réfraction : O D est astigmat myopique à l'axe incliné de 175° et en même temps myope léger. O G est astigmat myopique à l'axe horizontal de 15° et myope fort ; après la correction graduelle de l'anisométropie, par l'emploi de verre cylindrique concave pour l'œil droit et de verre sphérique concave pour l'œil gauche, — employé surtout pendant le travail, — quelque temps après, l'insuffisance de convergence avait à peu près disparu.

L'examen fait pour la correction totale de la myopie et de l'astigmatisme donne :

$$O\ D — 175° — 1\ d. — 2,50$$
$$O\ G — 15° — 1 — 6$$

La même acuité visuelle indique que la myopie a augmenté, étant progressive, et que la correction doit être faite avec des lunettes : pour O D, avec un verre cylindrique concave incliné à 175° et un verre sphérique concave ; pour O G, avec un verre cylindrique concave plus fort incliné à 15° et un verre sphérique concave plus fort.

Quoique, entre les deux yeux, existe une grande différence de réfraction, après la correction de cette amétropie, on trouve une légère insuffisance de convergence. Cinq ans après, la vision binoculaire s'est maintenue, la malade n'étant nullement empêchée de vaquer à ses occupations.

Elle a continué l'emploi des verres inégaux, qui ont favorisé la vision binoculaire par leur port continuel, et ont guéri le strabisme.

De l'ensemble de ces observations nous pouvons dégager les résultats suivants :

Le strabisme intermittent et périodique chez les jeunes enfants peut être guéri par l'emploi intermittent des mydriatiques et le port continuel des verres correcteurs.

Le strabisme chez les adultes disparaît par le port continuel des verres correcteurs et les exercices stéréoscopiques ; en égalisant l'acuité visuelle les deux yeux prennent part à la vision, la force de convergence se développe, la vision binoculaire est favorisée, ce qui parfois suffit pour la guérison du strabisme.

Dans les première, huitième, neuvième et dixième observations, l'égalisation de l'acuité visuelle par des verres correcteurs, leur port continuel a diminué le strabisme divergent latent ou l'insuffisance de convergence, en développant la force de convergence ; après quelque temps, le strabisme est guéri.

Dans la dixième observation, la guérison a été retardée par la myopie qui, étant progressive, a nécessité l'emploi des verres correcteurs pendant plusieurs années, jusqu'à la guérison complète du strabisme.

Dans la sixième observation, les verres correcteurs ont presque égalisé l'acuité visuelle aux deux yeux. Le traitement complété par les exercices stéréoscopiques, la vision binoculaire est devenue manifeste.

Les lunettes spéciales prescrites peuvent aussi redresser l'abaissement du globe oculaire et, après quelque temps, la guérison est complète.

Si le port continuel des verres correcteurs et les exercices stéréoscopiques, après quelque temps, ne favorisent pas la vision binoculaire et si la déviation strabique n'a pas

disparu, il faut compléter le traitement par la ténotomie.
Quand la déviation ne dépasse pas 20°, on fait d'habitude la
simple ténotomie ; quand la déviation dépasse 20 ou 30°, on
fait toujours la ténotomie avec avancement musculaire ou
capsulo-musculaire, d'après les indications cliniques.

Dans les deuxième et troisième observations, la ténotomie avec avancement capsulo-musculaire a redressé la
déviation strabique, et, avec la correction par des verres
portés continuellement, la vision binoculaire a été favorisée.

Dans la cinquième observation, la ténotomie avec avancement musculaire — à cause de l'absence d'excursion du
globe en dedans et du strabisme divergent très prononcé —
a redressé l'œil en dedans, et a fait diminuer beaucoup la
déviation. Avec le port continuel des verres correcteurs
l'acuité visuelle sera égalisée.

Dans le strabisme anisométropique causé par de fortes
myopies, en faisant l'extraction du cristallin transparent on
égalise l'acuité visuelle. Par le port continuel des verres
correcteurs et par les exercices stéréoscopiques, le fusionnement et la vision binoculaire sont favorisés et le strabisme
guéri.

Dans la quatrième observation, l'extraction du cristallin
transparent rendra la réfraction de l'œil myope plus voisine
de celle de l'œil normal ; les exercices stéréoscopiques
permettront peut-être de développer la vision binoculaire,
et l'œil droit, qui louche seulement dans la vision de près,
pourra prendre part à la vision, ce qui fera disparaître le
strabisme.

Dans le strabisme divergent anisométropique causé par
l'hypermétropie, qui réside soit dans l'excès de l'hypermétropie, soit dans la mauvaise acuité visuelle, et qui
se produit chez les sujets chez lesquels l'accommodation
est impuissante à produire des images nettes sur la rétine,
il est nécessaire de rapprocher beaucoup les objets, de ma-

nière à suppléer par leur grossissement au défaut de netteté de l'image rétinienne.

L'habitude d'approcher trop les objets de l'œil empêche la vision binoculaire et fait qu'un seul œil prend part à la vision ; la synergie entre l'accommodation et la convergence s'affaiblit, et, par suite, est favorisée la divergence qui s'établit progressivement.

Dans la septième observation, la correction de l'anisométropie avec des verres inégaux a amélioré beaucoup la vision, malgré l'absence de la vision binoculaire. L'acuité visuelle est améliorée ; le fusionnement et la vision binoculaire seront favorisés par le port continuel des verres correcteurs et par les exercices stéréoscopiques.

IV

Conclusions

Notre travail est basé sur dix observations : six personnelles, prises par nous dans le service de M. Morax ; deux observations extraites de la thèse de doctorat par le Dr Henri Le Roux, Paris, 1902, et deux observations extraites du *Manuel de strabisme,* par E. Javal, 1896.

I. — *Dans le strabisme divergent anisométropique* produit par la myopie, sur neuf cas observés :

a) Dans cinq cas, le strabisme a été guéri par le port continuel des verres correcteurs ;

b) Dans deux cas, le strabisme a été guéri par la ténotomie avec avancement capsulo-musculaire et le port continuel de verres correcteurs ;

c) Dans un cas, le strabisme a été guéri par la ténotomie avec avancement musculaire combiné au port continuel des verres correcteurs.

d) *Dans un cas*, le strabisme a disparu par l'aphakie opératoire de l'œil myope divergent ;

II. — *Dans le strabisme divergent anisométropique* produit par l'hypermétropie, nous voyons que :

e) Dans un cas, celui de la septième observation, le strabisme a disparu sous l'influence du port continuel de verres correcteurs. Le malade se porte bien, travaille sans fatigue avec ses verres ; l'acuité visuelle est presque égale dans les deux yeux.

V

Bibliographie consultée

Bonnet, de Lyon. — Traité des sections musculaires et tendineuses.

Brun et Morax. — Thérapeutique oculaire, 1899.

Buffon. — Mémoires de l'Académie des Sciences, 1743.

Chavasse et Toubert. — Diagnostic des maladies des yeux, des oreilles et des voies aériennes supérieures, 1903.

De Graefe. — Annales d'oculistique, 1861.

Donders. — Mémoires sur la pathogénie du strabisme. (Annales d'oculistique, t. IV, p. 237.)

Fuchs. — Manuel d'ophtalmologie, 1897.

Henri Le Roux. — De l'emploi des verres dans le traitement du strabisme. (Thèse de Paris, 1902.)

Javal E. — Manuel du strabisme, 1896. — Du strabisme. (Annales d'oculistique, 1871.)

Kalt. — De la possibilité de rétablir la vision binoculaire et stéréoscopique, même dans le cas de strabisme ancien, par le simple emploi des verres correcteurs. (Bull. Soc. méd. prat. de Paris, 1889.)

Kalt. — Recherches anatomiques et physiologiques sur les opérations du strabisme. (Archives d'ophtalmologie, 1886.)

Lagrange. — Précis d'ophtalmologie, 1903.

Parinaud. — Traitement du strabisme. (Arch. d'ophtalm. 1893.) — Le strabisme et son traitement, 1899.

Valude. — Du strabisme névropathique. (Arch. d'ophtalm. 1890.)

De Wecker. — Annales d'oculistique, 1898.

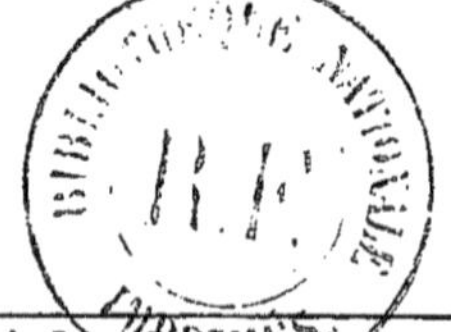

www.ingramcontent.com/pod-product-compliance
Ingram Content Group UK Ltd.
Pitfield, Milton Keynes, MK11 3LW, UK
UKHW020029080726
13614UKWH00004B/1640